38 Recettes de Repas pour combattre le Cancer du Colon:

Aliments emballés de vitamines dont le corps a besoin pour se battre sans l'aide de médicaments ou pilules

Par

Joe Correa CSN

DROITS D'AUTEUR

Cette publication est conçue pour fournir des informations exactes et faisant autorité en ce qui concerne le sujet traité. Il est vendu dans la mesure où ni l'auteur ni l'éditeur ne sont engagés à donner des conseils médicaux. Si un conseil ou une assistance médicale est nécessaire, consultez un médecin. Ce livre est considéré comme un guide et ne doit pas être utilisé en aucune façon préjudiciable à votre santé. Consultez un médecin avant de commencer ce plan nutritionnel afin de vous assurer qu'il est bon pour vous.

REMERCIEMENTS

Ce livre est dédié à mes amis et à ma famille, qui ont eu des maladies bénignes ou graves, afin que vous puissiez trouver une solution et faire des changements nécessaires dans votre vie.

38 Recettes de Repas pour combattre le Cancer du Colon:

Aliments emballés de vitamines dont le corps a besoin pour se battre sans l'aide de médicaments ou pilules

Par

Joe Correa CSN

CONTENU

À PROPOS DE L'AUTEUR

Après plusieurs années de recherches, je crois fermement au pouvoir et aux bénéfices de la nutrition sur le corps et l'esprit. Mes connaissances et mon expérience m'ont permis de vivre plus sainement au fil des ans, des connaissances que j'ai fait partager avec ma famille et mes amis. Plus vous en connaitrez sur le sujet, et plus vous voudrez changer votre vie et avoir une vie plus saine avec des nouvelles habitudes de vie.

La nutrition est une clé majeure dans notre santé et la longévité alors commencez aujourd'hui. Le premier pas sera le plus important et le plus significatif.

INTRODUCTION

38 Recettes de Repas pour combattre le Cancer du Colon: Aliments emballés de vitamines dont le corps a besoin pour se battre sans l'aide de médicaments ou pilules

Par Joe Correa CSN

Le risque de cancer du côlon est provoqué par plusieurs facteurs tels que l'âge de plus de 50 ans, les antécédents familiaux, les syndromes génétiques héréditaires, un mode de vie sédentaire, le diabète, l'obésité, l'alcool, le tabagisme et un régime à faible teneur en fibres et à forte teneur en matières grasses. Pour diminuer le risque de cancer du côlon, la consommation de viande rouge, les aliments riches en calories et les bonbons, les grains raffinés comme le pain blanc et les aliments frits doivent être évités. Certaines méthodes de cuisson des viandes peuvent également augmenter le risque d'avoir un cancer. Les viandes cuites à très haute température peuvent former des agents cancérogènes. Un régime riche en fibres c'est-à-dire une consommation de fruits, de légumes, de céréales, y compris la farine et de pain, protège contre le cancer de l'intestin. Le calcium et la vitamine D contenue dans les produits laitiers réduisent le risque de cancer intestinal et de polypes. Les aliments riches en antioxydants renforcent le système immunitaire du corps contre les substances potentiellement dangereuses appelées radicaux libres. Le carotène, le bêta-carotène et la lutéine sont quelques exemples d'antioxydants présents naturellement dans les fruits et légumes. Des études ont montré que l'acide folique est également un agent préventif du cancer du côlon. L'acide folique est responsable de la formation de nouvelles cellules et de tissus, tout en gardant les globules rouges en bonne santé. Un exemple commun de légumes riches en acide folique est le feuillu vert, et en particulier les épinards. Les agrumes contiennent également une grande quantité d'acide folique.

38 RECETTES DE REPAS POUR COMBATTRE LE CANCER DU COLON : ALIMENTS EMBALLES DE VITAMINES DONT LE CORPS A BESOIN POUR SE BATTRE SANS L'AIDE DE MEDICAMENTS OU PILULES

1.   Porridge pour le petit déjeuner au riz brun

Le riz brun contient une quantité importante de fibres et de sélénium qui réduit considérablement le risque de cancer du côlon. Il réduit également le taux de cholestérol et contient des propriétés antioxydants.

Ingrédients:

1 tasse de riz brun cuit

1 tasse de lait faible en matières grasses

1 càs de framboise

1 càs de raisins

1 càs d'amandes

1 càc de cannelle

1 càs de miel

1 œuf

¼ càc d'extrait de vanille

1 càs de beurre

Préparation:

Mélanger le riz brun, le lait, les framboises, la cannelle et le miel. Faire bouillir. Réduire à feu doux et laisser mijoter pendant 20 minutes. Battre l'œuf et ajouter l'extrait de vanille. Incorporer l'œuf au riz, une cuillère à soupe à la fois. Ajouter le beurre. Continuer à cuire à feu doux pendant 2 minutes afin d'épaissir. Retirer du feu. Verser dans une assiette et saupoudrer de raisins secs et d'amandes. Déguster!

Poids de la portion 148 g

Apport nutritionnel par portion:

Calories 495

Calories venant des graisses 108

Total de gras 12,0 g

Graisse saturée 5.0g

Graisse trans 0,0g

Cholestérol 97mg

Sodium 77mg

Potassium 358mg

Glucides totaux 86,9 g

Fibre alimentaire 4,6 g

Sucre 11,8g

Protéines 10.9g

Vitamine A 6% • Vitamine C 2% • Calcium 7% • Fer 14%

2.   Smoothie fruité

L'association contre le cancer aux États-Unis recommande de consommer au moins cinq fruits par jour afin de diminuer le risque de cancer. Dans une étude faite récemment, il a été montré que les baies ralentissent la croissance du cancer. Les fraises et les framboises sont efficaces sur la réduction des cellules cancéreuses du côlon.

Ingrédients:

1 banane glacée, découpée

1 kiwi

2 tasses de fraises glacées

1 tasse de framboises

1 tasse de yaourt à la vanille

1 demi-tasse de jus d'orange pressé

3 càs de miel

Préparation:

Mettre tous les ingrédients dans un mixeur. Bien mixer et déguster !

Poids de la portion 509g

Apport nutritionnel par portion:

Calories 362

Calories venant des graisses 21

Total de gras 2,3g

Graisse saturée 1,3 g

Graisse trans 0,0g

Cholestérol 7mg

Sodium 89mg

Potassium 807mg

Glucides totaux 79,3 g

Fibre alimentaire 10,8 g

Sucres 61.0g

Protéines 9,3 g

Vitamine A 5% • Vitamine C 226% • Calcium 30% • Fer 10%

3. Chou frisé aux champignons et omelette au fromage

La consommation régulière de légumes crucifères comme le chou frisé est permet de diminuer le risque de cancer. L'agent biochimique protecteur contre le cancer, le sulforaphane, bloque les enzymes qui attirent les cancérogènes vers les cellules saines. Les chercheurs estiment que manger beaucoup de légumes crucifères peut réduire le risque de cancer du sein et du colon de 40%.

Ingrédients:

1 tasse de chou frisé, sans les tiges

1 demi-tasse de champignons coupés en deux

4 œufs

1 càs de lait faible en matières grasses

2 càc de beurre

1 demi-tasse de cheddar râpé

1/8 càc de sel

1/8 càc de poivre

Préparation:

Dans une poêle antiadhésive de taille moyenne, faire cuire le chou frisé dans de l'huile d'olive pendant 5 minutes à feu moyen. Verser dans un bol. Dans un autre bol, fouetter les œufs et le lait jusqu'à ce qu'ils soient bien mélangés. Faire fondre le beurre dans la même poêle à feu moyen. Ajouter le mélange d'œufs et laisser cuire pendant 6 minutes. Garnir de fromage. Cuire le chou frisé sur la moitié de l'omelette. Assaisonner avec du sel et du poivre. Pliez délicatement l'omelette en deux. Verser dans une assiette et déguster!

Poids de la portion 180 g

Apport nutritionnel par portion:

Calories 297

Calories provenant des graisses 198

Total de gras 22.0g

Graisse saturée 11,1 g

Graisse trans 0,0g

Cholestérol 368 mg

Sodium 492 mg

Potassium 380mg

Glucides totaux 5,6 g

Fibre alimentaire 0,7 g

Sucres 1,5 g

Protéines 20,0 g

Vitamine A 120% • Vitamine C 68% • Calcium 31% • Fer 16%

4.   Burger végétarien aux haricots rouges

Une étude montre que la consommation de haricots réduit l'incidence du cancer du côlon. Les femmes qui ont mangé quatre portions ou plus de haricots et d'autres légumineuses par semaine ont réduit leur risque de cancer du côlon d'un tiers. L'hexaphosphate inositol composé trouvé chez les haricots est efficace pour lutter contre le cancer.

Ingrédients:

4 pains burger au blé complet

1 boîte conserve d'haricot rouge, égouttés et écrasés

1 demi-tasse de quinoa cuit

2 càs de poivron rouge découpé

1 càs d'ail écrasé

2 càs d'oignon haché

1 càs de basilic fraîche

1 demi-tasse de graines de lin

½ càc de sel

½ càc de poivre

1 càs d'huile d'olive

Préparation:

Dans un grand saladier, mélanger tous les ingrédients sauf l'huile d'olive. Ne pas hésiter à mélanger avec les mains. Former quatre galettes. Dans une grande poêle, à feu moyen, frire les galettes dans l'huile d'olive. Cuire jusqu'à ce que les deux côtés des burgers soient bruns. Retirer de la casserole et mettre dans le pain burger au blé complet.

Poids de la portion 197 g

Apport nutritionnel par portion:

Calories 415

Calories venant des graisses 169

Total de gras 18,8 g

Graisse saturée 2,5 g

Graisse trans 0,0g

Cholestérol 0 mg

Sodium 596 mg

Potassium 737mg

Glucides totaux 47,0 g

Fibre alimentaire 12,7 g

Sucre 6.9g

Protéines 12,9 g

Vitamine A 82% • Vitamine C 388% • Calcium 6% • Fer à 60%

5.   Saumon au four

La consommation modérée de poissons gras est bénéfique pour prévenir le cancer du côlon en raison de sa teneur en acides gras polyinsaturés, qui ont des propriétés anti-inflammatoires.

Ingrédients:

1 ½ càs d'huile d'olive extra-vierge

4 pavés de saumon

1 càs de thym frais

Un zeste de citron

½ càc de sel Cascher

½ càc de poivre moulu

½ càc de jus de citron

Préparation:

Préchauffer le four à 135°C. Graisser une plaque à patisserie avec de l'huile. Placer les pavés de saumon, le côté de la peau en bas. Dans un bol, mélanger le reste de l'huile, le zeste de citron et le thym. Verser ce mélange sur le saumon. Saler et poivrer.

Mettre au milieu du four, pendant 17 minutes. Rajouter du citron.

Poids par portion 361g

Apport nutritionnel par portion:

Calories 476

Calories venant des graisses 199

Total de gras 22.1g

Matières grasses saturées 3.2g

Graisse trans 0,0g

Cholestérol 157mg

Sodium 740 mg

Potassium 1386mg

Glucides totaux 1,2 g

Fibre alimentaire 0,7 g

Protéines 69,3 g

Vitamine A 7% • Vitamine C 2% • Calcium 15% • Fer 23%

6.   Roulé au poulet et à l'avocat

Un régime alimentaire riche en viande rouge augmente le risque de cancer du côlon en raison de sa capacité à former des substances toxiques dans l'intestin. Manger de la viande maigre comme le poulet réduit considérablement le risque de cancer du côlon.

Ingrédients:

4 tortillas au blé complet

2 càs d'échalote haché finement

1 avocat écrasé

¾ tasse de poulet cuit râpé

¾ tasse de cheddar râpé

Préparation:

Dans un bol, mélanger le poulet, le fromage, le thym et l'avocat. Répartir le mélange sur une tortilla. Rouler celle-ci. Dans une poêle chauffée à feu moyen, préchauffer l'huile d'olive et placer les quatre tortillas. Cuire pendant 2 minutes jusqu'à ce que le burrito devienne doré et que le fromage fonde.

Poids de la portion 205 g

Apport nutritionnel par portion:

Calories 462

Calories venant des graisses 317

Total de gras 35.2g

Graisse saturée 13,5 g

Graisse trans 0,0g

Cholestérol 85 mg

Sodium 303 mg

Potassium 661mg

Glucides totaux 10.9g

Fibre alimentaire 6,7 g2

Sucre 0.7g

Protéines 27,9 g

Vitamine A 14% • Vitamine C 18% • Calcium 33% • Fer 8%

7.   Dinde au four

Une alternative plus saine à la consommation de viande rouge est la consommation de viande maigre comme la dinde. La poitrine de dinde contient moins de calories et de graisses que la plupart des autres viandes. La dinde est riche est en sélénium, ce qui aide à diminuer le risque de cancer colorectal.

Ingrédients:

1 càs d'oignon découpé grossièrement

1 demi-tasse de céleri découpé grossièrement

1 demi-tasse de carottes découpées grossièrement

250g de blanc de dinde

1/8 càc de sel kascher

1/8 càc de poivre

1/8 càc de piment de Cayenne

1 càc de beurre

½ càc de romarin frais

½ càc de sauge fraîche

Préparation:

Préchauffer le four à 140°C.

Dans une rôtissoire, placer l'oignon, le céleri et la carotte. Dans un petit bol, mélanger le sel, le poivre et le piment de Cayenne. Frottez le mélange de sel et de poivre sur la dinde. Placez la dinde sur les légumes. Dans une casserole, à feu moyen, fondre le beurre et assaisonner au romarin et à la sauge. Verser le mélange de beurre fondu sur la dinde. Cuire la dinde pendant 45 minutes. Retirer du four, servir dans une assiette et déguster!

Poids de la portion 186 g

Apport nutritionnel par portion:

Calories 249

Calories venant des graisses 75

Total de gras 8,3 g

Mousse Saturée 3.3g

Graisse trans 0,0g

Cholestérol 100mg

Sodium 288 mg

Potassium 543mg

Glucides totaux 4,3 g

Fibre alimentaire 1,4 g

Sucres 1,9 g

Protéines 37,1 g

Vitamine A 97% • Vitamine C 5% • Calcium 3% • Fer 71%

8. Smoothie à l'avocat

L'avocat est un aliment nutritionnel riche en caroténoïdes, en vitamine E, en lutéine, en glutathion et en acide oléique qui aident à combattre le cancer. Il est naturellement riche en fibres alimentaires et en acides gras sains qui sont essentiels dans la prévention du cancer du côlon.

Ingrédients:

2 avocats dénoyautés et découpés

1 tasse de lait faible en matières grasses

1 càs de miel

5 glaçons

Préparation:

Mixer tous les ingrédients dans un mixeur. Déguster.

Poids de la portion 265g

Apport nutritionnel par portion:

Calories 166

Calories venant des graisses 21

Total de gras 2,4 g 4%

Graisse saturée 1,5 g

Cholestérol 12mg

Sodium 108mg

Potassium 377mg

Glucides totaux 29,5 g

Sucre 29.9g

Protéines 8,3 g

Vitamine A 10% • Vitamine C 0% • Calcium 29% • Fer 1%

9. Macaronis au fromage crémeux

Des études ont montré que le lait et le fromage protègent contre le cancer du côlon. Le calcium retire la prolifération des cellules tumorales, favorise la différenciation des cellules terminales et induit l'apoptose des cellules tumorales colorectales.

Ingrédients:

1 tasse de macaroni cru

1 ½ càs de beurre

1 ½ tasses de cheddar

2 œufs battus

2 càs de farine

1 demi-tasse d'oignon découpé

½ càc de paprika

½ càc de noix

½ càc de sel

1 tasse de lait à faible matières grasses

½ càc de moutarde

½ càc de poivre noir

Préparation:

Faire bouillir les macaronis dans une casserole pendant environ 7 minutes puis égoutter. Dans une casserole moyenne, à feu doux, fondre le beurre et remuer lentement le lait. Ajouter le fromage, remuer jusqu'à ce que le fromage fonde. Ajouter les œufs, la moutarde et l'oignon puis remuer encore. Assaisonner avec du paprika, de la muscade, du sel et du poivre. Bien mélanger puis ajoutez des macaronis égouttés. Mélanger doucement jusqu'à ce que les macaronis soient complètement recouverts de sauce. Servir et déguster!

Poids de la portion 229g

Apport nutritionnel par portion:

Calories 492

Calories venant des graisses 261

Total de gras 29.0g

Graisse saturée 17,2 g

Graisse trans 0,0g

Cholestérol 188mg

Sodium 859 mg

Potassium 332mg

Glucides totaux 32,5 g

Fibre alimentaire 1,8 g

Sucre 6.5g

Protéine 25,2 g

Vitamine A 25% • Vitamine C 3% • Calcium 54% • Fer 13%

10.   Yaourt à la myrtille

Des études montrent que le yaourt protège contre le cancer colorectal. La bactérie probiotique contenue dans le yaourt empêche la croissance des agents pathogènes. Ses fibres alimentaires élevées accélèrent les mouvements intestinaux et favorisent l'élimination rapide des déchets. Le yaourt est une bonne source de calcium facilement absorbable et de vitamine D, tous deux essentiels à la prévention du cancer du côlon.

Ingrédients:

4 tasses de myrtille

4 càs de jus de citron pressé

1 tasse de miel

¼ càc de sel

¼ càc de cannelle

2 tasses de yaourt faible en matières grasses

¾ tasse de lait entier

Préparation:

Dans une casserole moyenne, à feu moyen, mélanger les myrtilles, le jus de citron, le miel, le sel et la cannelle. Remuer jusqu'à ce que les ingrédients soient bien mélangés. Retirer du feu. Verser le mélange de myrtilles dans un grand bol. Ecraser les myrtilles. Laisser refroidir pendant 10 minutes. Incorporer le yaourt et le lait, bien mélanger jusqu'à incorporation complète. Mettre au frais. Verser le mélange de yaourt à la myrtille dans une sorbetière pendant 30 minutes. Servir et déguster.

Poids de la portion 414g

Apport nutritionnel par portion:

Calories 459

Calories venant des graisses 32

Total de gras 3,6 g

Matière saturée 2.2g

Graisse trans 0,0g

Cholestérol 12mg

Sodium 259 mg

Potassium 527mg

Glucides totaux 102,0 g

Fibre alimentaire 3,8 g

Sucre 95,3g

Protéines 9.9g

Vitamine A 2% • Vitamine C 52% • Calcium 28% • Fer 14%

11.   Gâteau au chocolat et aux céréales cornflakes

Les céréales contiennent des fibres, des vitamines, des minéraux et des antioxydants. La consommation de céréales aide à assurer un système digestif sain et à réduire le risque de cancer intestinal.

Ingrédients:

3 tasses de céréales cornflakes

3 càs de miel

100g de beurre

150g de cacao en poudre

Préparation:

Dans un bol, fondre le chocolat, le sirop et le beurre ensemble en utilisant un four à micro-ondes. Incorporer les céréales. Remplir un moule à muffin avec une cuillère du mélange dans chaque moule. Mettre au frais.

Poids de la portion 132g

Apport nutritionnel par portion:

Calories 514

Calories venant des graisses 302

Total de gras 33.6g

Matière saturée 21,0 g

Graisse trans 0,0g

Cholestérol 72mg

Sodium 402 mg

Potassium 1318mg

Glucides totaux 68,7 g

Fibre alimentaire 15,9 g

Sucre 21.1g

Protéines 11,4 g

Vitamine A 27% • Vitamine C 10% • Calcium 6% • Fer 89%

12. Soupe de brocoli

Des études montrent que le brocoli contient des isothiocyanates, qui sont particulièrement efficaces pour lutter contre plusieurs cellules cancéreuses du poumon, du sein et du côlon. Il semble bloquer et éliminer les gènes mutants associés à la croissance du cancer.

Ingrédients:

1 demi-tasse de beurre

1 oignon découpé

2 tasses de brocoli

1 demi-tasse de céleri

4 tasses de bouillon de poulet

300g de cheddar

2 tasses de lait

1 càs d'ail en poudre

2/3 tasse de maïzena

Préparation:

Dans une casserole, faire fondre le beurre à feu moyen. Faire revenir les oignons dans le beurre. Ajouter les brocolis et verser le bouillon de poulet. Laisser mijoter pendant 15 minutes ou jusqu'à ce que les brocolis deviennent tendres. Réduire à feu doux et ajouter le cheddar, le lait et l'ail en poudre. Bien mélanger. Dans un petit bol, dissoudre la fécule de maïs dans 1 tasse d'eau. Verser le mélange de maïzena dans la soupe. Remuer continuellement jusqu'à ce que le mélange devienne épais. Ajouter le céleri et laisser cuire pendant 2 minutes de plus. Retirer du feu et servir chaud.

Poids de la portion 464g

Apport nutritionnel par portion:

Calories 389

Calories venant des graisses 243

Total de gras 27,0 g

Graisse saturée 16,4 g

Graisse trans 0,0g

Cholestérol 75 mg

Sodium 1301mg

Potassium 451mg

Glucides totaux 18,1 g

Fibre alimentaire 1,2 g5%

Sucre 5,1 g

Protéines 18,5 g

Vitamine A 18% • Vitamine C 36% • Calcium 38% • Fer 7%

13.   Morue et épinard à la crème

Les épinards contiennent une quantité élevée de bêta-carotène qui aide à lutter contre le cancer du côlon. Une étude menée par « Cancer et Nutrition » montre que les personnes qui mangeaient des légumes verts cuits, y compris les épinards, une fois par jour, ont abaissé le risque de cancer du côlon à 24%.

Ingrédients:

2 filets de morue

1 càs d'huile d'olive

1 càs de beurre

¼ tasse d'oignon découpé

1 càs d'ail écrasé

1 demi-tasse de crème fouettée

1/8 càc de noix

1 càs de thym moulu

1/8 càc de sel

1/8 càc de poivre

Préparation:

Frotter la morue avec le thym, le sel et le poivre. Dans une poêle, à feu moyen, faire cuire la morue dans de l'huile d'olive pendant 7 minutes de chaque côté. Retirer du feu et mettre de côté.

Faire bouillir les feuilles d'épinards dans de l'eau à feu vif pendant 5 minutes puis égoutter. Couper grossièrement les épinards. Dans une poêle, à feu moyen, chauffer le beurre et ajouter l'ail et l'oignon. Faire revenir le tout. Verser la crème fouettée et remuer. Ajouter la muscade, le sel, le poivre et remuer. Cuire jusqu'à ce que le mélange commence bouillir et à s'épaissir. Ajouter les épinards égouttés. Réduire à feu doux pour que la crème soit plus épaisse. Verser dans une assiette avec la morue. Servir immédiatement et déguster.

Poids de la portion 129g

Apport nutritionnel par portion:

Calories 430

Calories venant des graisses 400

Total de gras 44,4g

Matière saturée 21,0 g

Cholestérol 97mg

Sodium 126mg

Potassium 160mg

Glucides totaux 9,1 g

Fibre alimentaire 1,9 g

Sucres 1,5 g

Protéines 2,5 g

Vitamine A 21% • Vitamine C 11% • Calcium 12% • Fer 20%

14. Poisson cuit à la vapeur et chou Bok Choy dans une sauce aux huîtres

Le chou Bok Choy est chargé en vitamines, en nutriments et en antioxydants essentiels. Les légumes crucifères tels que ce chou diminuent le risque de cancer du côlon grâce aux glocosinolates qu'ils contiennent, et qui sont transformés en isothiocyanates, des composés qui aident le corps à lutter contre le cancer. Les chercheurs estiment que manger beaucoup de légumes crucifères pourrait réduire le risque de cancer du sein et du colon de 40%.

Ingrédients:

5 grappes de Bok Choy

2 filets de poisson saint pierre

1 demi-tasse de sauce aux huîtres

½ càc de gingembre découpé

¼ càc d'huile d'olive

¼ càc de sel

¼ càc de poivre

Préparation:

Dans un petit bol, mélanger l'huile d'olive, le gingembre, le sel et le poivre. Frotter le poisson avec ce mélange. Cuire à la vapeur le chou et les filets de poisson pendant 30 minutes. Retirer le Bok Choy après 10 minutes. Servir dans une assiette et ajouter la sauce aux huîtres.

Poids de la portion 36g

Apport nutritionnel par portion:

Calories 31

Calories devant des graisses 12

Total de gras 1.3 g

Cholestérol 0 mg

Sodium 1456 mg

Potassium 36mg

Glucides totaux 4,5 g

Protéines 0,6 g

Vitamine A 0% • Vitamine C 0% • Calcium 1% • Fer 2%

15.   Smoothie pomme choco-noix

Des études ont montré que la pomme peut prévenir le cancer du côlon grâce aux antioxydants et aux flavonoïdes contenus dans l'épluchure de la pomme.

Ingrédients:

3 pommes découpées

1 tasse de lait d'amande

1 càs de noix moulue

½ càc de cacao en poudre

Préparation:

Mettre tous les ingrédients dans un mixeur. Bien mixer et déguster !

Poids de la portion 274g

Apport nutritionnel par portion:

Calories 475

Calories venant des graisses 284

Total de gras 31.6g

Graisse saturée 25,5 g

Graisse trans 0,0g

Cholestérol 0 mg

Sodium 21mg

Potassium 705mg

Glucides totaux 53,5 g

Fibre alimentaire 11.1g4

Sucres 38,9 g

Protéines 4.7g

Vitamine A 0% • Vitamine C 48% • Calcium 2% • Fer 20%

16. Cresson frit à l'ail et à l'oignon

La consommation d'ail et d'oignon réduit considérablement le risque de cancer du côlon. Ils contiennent également des propriétés antibactériennes, antivirales, antifongiques et anti-inflammatoires naturelles.

Ingrédients:

100g de cresson

1 tasse de champignons

2 càs d'ail

2 càs d'oignon

1 càs de sauce aux huîtres

1 càs d'huile d'olive

1/8 càc de poivre

Préparation:

Dans une poêle, à feu moyen, faire revenir l'ail et l'oignon dans de l'huile d'olive. Ajouter la sauce aux huîtres, le cresson et les champignons. Couvrir et laisser mijoter pendant 5 minutes. Retirer le couvercle et poivrer.

Poids de la portion 274g

Apport nutritionnel par portion:

Calories 475

Calories venant des graisses 284

Total de gras 31.6g 49%

Graisse saturée 25,5 g

Graisse trans 0,0g

Cholestérol 0 mg

Sodium 21mg

Potassium 705mg

Glucides totaux 53,5 g

Fibre alimentaire 11.1g

Sucre 38,9 g

Protéines 4.7g

Vitamine A 0% • Vitamine C 48% • Calcium 2% • Fer 20%

17.   Poulet au curry et au curcuma

L'apparition presque nulle du cancer de l'intestin en Inde est associée à leur alimentation riche en curcuma et en curry. Son composé naturel, la curcumine, est un agent antioxydant et anticancéreux puissant. Il inhibe les étapes de progression de la carcinogenèse.

Ingrédients:

400g de poulet découpé en gros morceaux

2 tasses de papaye verte

5 tasses de bouillon de légumes

1 càs d'ail

1 càs d'oignon

1 càc de curcuma en poudre

½ càs de curry en poudre

1 càs de gingembre

1/8 càc de sel

1/8 càc de poivre

Préparation:

Dans une mijoteuse chauffée à feu moyen, faire revenir l'ail, l'oignon et le gingembre. Ajouter le poulet. Laisser cuire pendant 10 minutes jusqu'à ce que le poulet soit doré. Ajouter le bouillon de légumes, le curcuma, le curry et la papaye. Mélanger puis réduire à feu doux et laisser cuire pendant encore 5 minutes ou jusqu'à ce que la papaye soit tendre. Assaisonner avec du sel et du poivre. Retirer du feu et servir dans un bol.

Poids de la portion 215g

Apport nutritionnel par portion:

Calories 329

Calories venant des graisses 59

Total de gras 6.6 g

Graisse saturée 1,8 g

Cholestérol 154mg

Sodium 276 mg

Potassium 488mg

Carbohydrates totaux 5,5 g

Fibre alimentaire 1,3 g

Protéines 58,8 g

Vitamine A 1% • Vitamine C 4% • Calcium 5% •

Fer 17%

18. Smoothie fraise banane

La graine de lin est l'un des meilleurs aliments pour lutter contre le cancer. Elle est riche en fibres alimentaires, en graisse oméga 3 et en lignine. Elle contient effectivement la quantité la plus élevée de lignan par rapport à tout autre aliment. Des études montrent que le lignan réduit la taille des tumeurs cancéreuses.

Ingrédients:

4 tasses de fraises congelées

1 banane

1 càc de graines de lin

1 tasse de yaourt à la vanille faible en matières grasses

Préparation:

Mettre tous les ingrédients dans un mixeur. Bien mixer et déguster !

Poids de la portion 363g

Apport nutritionnel par portion:

Calories 159

Calories venant des graisses 5

Total de gras 0.6g

Graisse trans 0,0g

Cholestérol 0 mg

Sodium 1 mg

Potassium 221mg

Glucides totaux 39,8 g

Fibre alimentaire 7.9g

Sucre 25.1g

Protéines 0,9 g

Vitamine A 1% • Vitamine C 189% • Calcium 4% • Fer 11%

19. Quinoa aux amandes et à la myrtille

Le quinoa est une excellente source de fibres dont le colon a besoin. Il est riche en protéines, en minéraux et en acides aminés essentiels.

Ingrédients:

1 tasse de quinoa, lavés et trempés durant une nuit

1 demi-tasse d'amandes blanchies

1 demi-tasse de myrtilles séchées

1 càc d'huile d'olive

2 tasses de bouillon de légumes

½ càc de sel

1 bâton de cannelle

Préparation:

Rincer le quinoa trempé pour éliminer le revêtement de saponine toxique. Drainer.

Dans une poêle chauffée à feu moyen, faire revenir les amandes concassées dans de l'huile d'olive. Retirer du feu et mettre de côté. Mettre le quinoa dans la poêle, remuer et laisser griller. Ajouter le bouillon de légumes, le sel, la cannelle et les myrtilles séchées. Couvrir, porter à ébullition puis laisser mijoter pendant 10 minutes jusqu'à ce que tout le liquide soit absorbé. Retirer du feu et laisser reposer. Servir.

Poids de la portion 149g

Apport nutritionnel par portion:

Calories 491

Calories venant des graisses 175

Total de gras 19.5g

Graisse saturée 1,8 g

Graisse trans 0,0g

Cholestérol 0 mg

Sodium 586mg

Potassium 681mg

Glucides totaux 64,9 g

Fibre alimentaire 9.8g

Sucre 4.6g

Protéines 17,3 g

Vitamine A 0% • Vitamine C 10% • Calcium 10% • Fer 29%

20.   Sandwich tomate et avocat facile à préparer

L'avocat est riche en agents luttant contre le cancer, appelés caroténoïdes. Ils sont présents dans la partie vert foncé de la chair de l'avocat.

Ingrédients:

2 tranches de pain complet

2 càs d'avocat écrasé

1 petite tomate découpée en rondelles

Préparation:

Tartiner la purée d'avocat sur les tranches de pain, ajouter les tomates et refermer le sandwich. Déguster !

Poids de la portion 165g

Apport nutritionnel par portion:

Calories 192

Calories venant des graisses 51

Total de gras 5.6 g

Gras Saturé 1.2g

Graisse Trans 0.5g

Cholestérol 0 mg

Sodium 270 mg

Potassium 443mg

Glucides totaux 28,2 g

Fibre alimentaire 6,1 g

Sucres 5.6g

Protéines 8,4 g

Vitamine A 16% • Vitamine C 24% • Calcium 7% • Fer 10%

21.   Kebab aux feuilles de moutarde

Les feuilles de moutarde sont composées de vitamines, de minéraux, d'acides aminés essentiels et d'antioxydants. Elles réduisent le risque de cancer du côlon, ainsi que le risque de cancer en général en raison du composé, des glocosinolates qui, à leur tour, produisent des isothiocyanates, un puissant métabolite qui lutte contre le cancer.

Ingrédients:

500g de viande hachée de bœuf

1 tasse de feuilles de moutardes, découpées

1 càs d'oignon

1/8 càc de poivron séché en flocons

½ càs de coriandre

½ càs de cumin

1 càs de beurre

1/8 càc d'huile d'olive

Sel et poivre

Préparation:

Préchauffer le four à 160°C.

Dans un grand saladier, mélanger la viande, les feuilles de moutarde découpées, l'oignon, la coriandre, le cumin, le poivron, le sel et le poivre. Pétrir le mélange avec les mains et former quatre boules en forme de rectangle. Couvrir les kebabs avec de l'huile d'olive à l'aide d'une brosse. Faire griller au four pendant 15 minutes.

Poids de la portion 264g

Apport nutritionnel par portion:

Calories 526

Calories venant des graisses 198

Total de gras 22.0g

Graisse saturée 9,6 g

Cholestérol 239 mg

Sodium 208 mg

Potassium 1045mg

Glucides totaux 1,2 g

Protéines 76,3 g

Vitamine A 4% • Vitamine C 1% • Calcium 2% • Fer 267%

22. Roulé au poulet et au collard

Consommer du collard permet de réduire le risque de cancer du côlon. Il contient quatre propriétés préventives contre le cancer qui sont des dérivées des glucosinolates.

Ingrédients:

4 tortillas au blé complet

200g de poulet en lamelle cuit

1 demi-tasse de collard cuit à la vapeur

1 demi-tasse de cheddar râpé

½ càs d'oignon

1 ½ càs de mayonnaise allégée

1 càc de moutarde de Dijon

1/8 càc de sel

1/8 càc de poivre

½ càc de sucre

Préparation:

Dans un bol, mélanger tous les ingrédients sauf le poulet. Tartiner les wraps de ce mélange, ajouter le poulet et le cheddar. Rouler et déguster !

Poids de la portion 157g

Apport nutritionnel par portion:

Calories 318

Calories venant des graisses 146

Total de gras 16,6 g

Mousse Saturée 7.4g

Graisse trans 0,0g

Cholestérol 110mg

Sodium 495mg

Potassium 224mg

Glucides totaux 5,1 g

Fibre alimentaire 0,5 g

Sucres 2.0g

Protéines 36,5 g

Vitamine A 14% • Vitamine C 6% • Calcium 23% • Fer 7%

23.   Légumes cuits à la vapeur

Le brocoli est le meilleur légume qui prévient les maladies et le cancer. Il contient du dinodylméthane et du sulforaphane, les deux agents anti-cancéreux les plus puissants de la nature. Le brocoli légèrement cuit est bénéfique pour le côlon.

Ingrédients:

2 tasses de brocolis découpés en deux

¾ tasse de courgette découpée finement

1 demi-tasse de poivron rouge découpé finement

1 demi-tasse de carotte découpée finement

2 tasses d'eau

1/8 càc de sel

1/8 càc de poivre

½ càc d'ail en poudre

1 càc d'huile de sésame

Préparation:

Dans une grande cuvette en céramique faite pour le four à micro-ondes, mettre le brocoli, les courgettes, le poivron rouge et les carottes. Ajouter de l'eau et arroser avec de l'huile de sésame. Couvrir. Mettre aux micro-ondes pendant 4 minutes. Retirer délicatement le couvercle puis saler et poivrer.

Poids de la portion 268g

Apport nutritionnel par portion:

Calories 48

Calories venant des graisses 16

Total de gras 1.8g

Graisse trans 0,0g

Cholestérol 0 mg

Sodium 137 mg

Potassium 333mg

Carbohydrates totaux 7,2 g

Fibre alimentaire 2,4 g

Sucre 2.5g

Protéines 2,3 g

Vitamine A 70% • Vitamine C 100% • Calcium 4% • Fer 4%

24.   Poulet grillé

Le cancer du côlon peut être évité en évitant la viande rouge. Le substitut sain est le poulet. On a constaté que la consommation de poulet réduisait réellement le risque de cancer colorectal.

Ingrédients:

400g de blancs de poulet

1 càc de thym frais

1 càs d'ail

½ càc d'origan

½ càc de poivron moulu frais

½ càc de sel casher

6 càs d'huile d'olive

Préparation:

Dans un sac Ziploc, mélanger tous les ingrédients sauf le poulet. Ajouter le poulet dans le sac Ziploc puis mettre au frais pendant au moins 1 heure. Réglez le grill électrique sur 160°C. Graisser le grill avec de l'huile d'olive. Placez le poulet sur le grill. Faire griller pendant 8 à 12 minutes de chaque côté. Servir sur une assiette et déguster !

Poids de la portion 168g

Apport nutritionnel par portion:

Calories 500

Calories venant des graisses 342

Total de gras 38.0g 58%

Graisse saturée 6,7 g

Cholestérol 119mg

Sodium 503 mg

Potassium 347mg

Glucides totaux 1,5 g

Protéines 38,9 g

Vitamine A 2% • Vitamine C 2% • Calcium 4% • Fer 13%

25.   Salade taco à l'ail et au champignon

Les études ont montré que les champignons contiennent de nombreux composés ayant des propriétés anticancéreuses telles que les lectines, le lentinan et divers β-glucanes. Les champignons contiennent des propriétés anti-inflammatoires, antivirales, anti-cholestérol et immunitaires.

Ingrédients:

¾ tasse de champignon crimini, découpé

6 tasses de laitue découpée

1 avocat découpé

3 càs d'oignon

3 càs d'ail

1 càs d'huile d'olive

1 tasse de viande hachée de bœuf

1 demi-tasse de poivron rouge découpé

½ càc de feuille de thym séchée

½ càc de feuille d'origan séchée

½ càc de moutarde en poudre

2 càs de purée de tomate

1 boîte conserve de tomates en dés

1 demi-tasse de cheddar râpé

¼ tasse de coriandre fraîche découpée

Préparation:

Mettre l'oignon, l'ail et les champignons dans un robot. Bien hacher. Dans une grande poêle antiadhésive chauffée à feu moyen, préchauffer l'huile et faire revenir la viande hachée pendant 5 minutes. Ajouter le mélange de champignons, puis l'origan, le thym, la moutarde et le poivron rouge. Laisser cuire pendant 5 minutes ou jusqu'à ce qu'ils soient tendres. Ajouter les tomates et la purée de tomate. Laisser mijoter pendant environ 10 minutes. Diviser uniformément la laitue entre quatre assiettes. Garnir la laitue avec le mélange de viande, de fromage, d'avocat et de coriandre.

Poids de la portion 267g

Apport nutritionnel par portion:

Calories 308

Calories venant des graisses 221

Total de gras 24.6g

Mousse Saturée 7.4g

Graisse trans 0,0g

Cholestérol 20 mg

Sodium 142 mg

Potassium 789mg

Glucides totaux 17,8g

Fibre alimentaire 6,7 g

Sucre 4.7g

Protéines 8,4 g

Vitamine A 25% • Vitamine C 94% • Calcium 18% • Fer 25%

26. Salade et poulet dans un pain aux céréales

Des études ont montré que les personnes qui consommaient du poulet plusieurs fois par semaine diminuaient le risque de développer des polypes précancéreux dans le côlon et de développer une apparition de tumeurs malignes.

Ingrédients:

4 tranches de pain complet

2 blancs de poulet cuits découpés en petits morceaux

1 branche de céleri

2 càs d'oignon

1 tasse de céleri découpé

1 ½ tasses de mayonnaise

2 càs de jus de citron frais

1/8 càc de sel

1/8 càc de poivre

1 càs de persil frais

1 càs d'aneth

Préparation:

Mélanger tous les ingrédients dans un bol de taille moyenne. Tartiner les tranches de pain de ce mélange, refermer le sandwich et déguster !

Poids de la portion 144g

Apport nutritionnel par portion:

Calories 160

Calories venant des graisses 20

Total de gras 2.2g

Graisse saturée 0,6 g

Graisse Trans 0.5g

Cholestérol 0 mg

Sodium 467 mg

Potassium 389 mg

Glucides totaux 27,2 g

Fibre alimentaire 5,3 g

Sucre 4.7g

Pèrotéines 8,3 g

Vitamine A 10% • Vitamine C 21% • Calcium 12% é• Fer 13%

27.   Morue au four avec des patates douces, des carottes et des petits pois

La morue est une source de vitamines et de minéraux essentiels tels que la vitamine B-6, la vitamine B-12, la vitamine D, le phosphore, le potassium et le sélénium. Des études montrent que le poisson de cabillaud peut prévenir le cancer du côlon en inhibant la métastase des cellules cancéreuses et ce, grâce à teneur élevée en acides gras oméga-6 présents dans les poissons.

Ingrédients:

4 filets de morue

1 càs d'huile d'olive

1 càs d'oignon haché

1 càs d'ail écrasé

1 demi-tasse d'olives noires dénoyautées

¾ tasse de vin blanc

¾ tasse de tomates cerise, découpées en quatre

1 citron pressé et un zeste de citron

2 grosses pommes de terre épluchées et découpées

1 tasse de carottes découpées finement

¼ tasse de petits pois

¼ tasse de feuilles de basilic fraîches

Préparation:

Préchauffer le four à 190°C.

Dans une petite poêle, faire revenir l'ail et l'oignon dans de l'huile d'olive. Ajouter les tomates, les carottes, les petits pois et les feuilles de basilic. Remuer et baisser à feu doux. Laisser mijoter pendant 10 minutes. Placer la morue dans une grande assiette. Ajouter le vin et les olives. Ajouter l'ail, l'oignon, les tomates, les carottes et les petits pois autour de la morue. Ajouter le jus de citron et le zeste. Assaisonner avec du persil, du sel et du poivre. Cuire au four pendant 20 minutes. Servir et déguster!

Poids de la portion 434g

Apport nutritionnel par portion:

Calories 323

Calories venant des graisses 67

Total de gras 7,5 g 11%

Graisse saturée 1.1 g

Graisse trans 0,0g

Cholestérol 0 mg

Sodium 242 mg

Potassium 1337mg

Glucides totaux 50,0 g

Fibre alimentaire 8,8 g

Sucre 7.1g

Protéines 6.0g

Vitamine A 136% • Vitamine C 105% • Calcium 8% • Fer 15%

28.   Rouleaux de printemps frits à la moringa

Moringa oleifera est surnommée «arbre miracle» car la quasi-totalité a des effets anticancéreux, hépato-protecteurs, hypoglycémiants, anti-inflammatoires, antibactériens, antifongiques, antiviraux et anti-dépranocytaire.

Ingrédients:

500g de porc haché

1 demi-tasse d'oignons verts

1 tasse de carottes découpées

1 demi-tasse d'oignon découpé

2 œufs

1 ½ càc de sel

2 càc d'ail en poudre

¼ tasse de persil haché

1 tasse de feuilles de moringa découpées

½ càc de poivre noir moulu

30 rouleaux de printemps

4 tasses d'huile végétale

Préparation:

Dans un bol, mélanger tous les ingrédients. Décoller 1 ½ cuillères à café du mélange de porc et le mettre dans un rouleau de printemps. Rouler. Préchauffer l'huile végétale dans une friteuse. Faites frire le rouleau de printemps pendant 10 à 12 minutes. Retirer de l'huile et retirer l'excès d'huile avec un sopalin. Partager et déguster!

Poids de la portion 122g

Apport nutritionnel par portion:

Calories 619

Calories venant des graisses 578

Total de gras 64,2 g

Graisse saturée 12,8 g

Graisse trans 0,0g

Cholestérol 49mg

Sodium 284 mg

Potassium 211mg

Glucides totaux 1,9 g

Sucre 0.8g

Protéines 10,4 g

Vitamine A 29% • Vitamine C 5% • Calcium 1% • Fer 4%

29.   Smoothie à la tomate

Les tomates contiennent un antioxydant naturel, la lycopène, qui réduit les risques de cancer colorectal et d'estomac. Elles sont également riches en bêta-carotène, en vitamine A et en vitamine C.

Ingrédients:

6 tomates de taille moyenne, coupées en quatre

1 tasse de carottes découpées

1 branche de céleri découpée

2 càs de jus de citron frais

2 càs de miel

Préparation:

Mettre au congélateur les tomates et les carottes pendant une heure. Mettre ensuite tous les ingrédients dans un mixeur. Déguster !

Poids de la portion 313g

Apport nutritionnel par portion:

Calories 105

Calories venant des graisses 5

Total de gras 0.6g

Graisse trans 0,0g

Cholestérol 0 mg

Sodium 44mg

Potassium 735mg

Glucides totaux 25,1 g

Fibre alimentaire 4,0 g1

Sucres 20.1g

Protéines 2,6 g

Vitamine A 164% • Vitamine C 68% • Calcium 4% • Fer 5%

30. Tarte aux fruits rouges

Les baies sont efficaces pour prévenir l'apparition du cancer du côlon car elles contiennent des antioxydants puissants qui déclenchent l'apoptose chez les cellules cancéreuses.

Ingrédients:

1 tasse de myrtilles

1 demi-tasse de framboise

4 gros œufs

¾ tasse de lait faible en matières grasses

1 càc d'extrait de vanille

1 demi-tasse de sucre

1 pâte à tarte

Préparation:

Préchauffer le four à 160°C.

Dans un bol, mélanger les œufs, le sucre, le lait et la vanille. Bien battre. Recouvrir la pâte à tarte de framboises et mûres. Verser le mélange d'œufs ay dessus.

Cuire au four pendant 40 à 45 minutes. Retirer du four et laisser refroidir à température ambiante. Servir et déguster!

Apport nutritionnel par portion:

Calories 288

Calories venant des graisses 68

Total de gras 7,5 g

Graisse saturée 2,5 g

Cholestérol 251 mg

Sodium 121mg

Potassium 251mg

Glucides totaux 46,5 g

Fibre alimentaire 2,5 g

Sucres 42.9g

Protéines 11,1 g

Vitamine A 9% • Vitamine C 22% • Calcium 11% • Fer 11%

31. Poulet frit et poivrons

Les poivrons, et surtout le poivron rouge, contiennent beaucoup de caroténoïdes, de lycopène et de bêta-carotène qui contribuent à réduire le risque de cancer du côlon et également la croissance des cellules des polypes. C'est aussi une bonne source de N-acétylcystéine (NAC), un composé naturel qui possède une propriété anticancéreuse.

Ingrédients:

2 blancs de poulet, découpés en lamelles

1 poivron rouge épépiné et découpé en lamelles

1 poivron jaune épépiné et découpé en lamelles

1 poivron vert épépiné et découpé en lamelles

2 càc de gingembre découpé

1 càs d'ail écrasé

1 càs d'oignon haché

1 càs de sauce au poisson

2 càs d'huile d'olive

½ càc d'huile de sésame

Préparation:

Dans une poêle moyenne, faites revenir l'oignon et l'ail dans de l'huile d'olive. Ajouter le poulet et laisser cuire pendant 3 à 4 minutes. Ajouter les poivrons, le gingembre et la sauce au poisson.

Poids de la portion 239g

Apport nutritionnel par portion:

Calories 204

Calories venant des graisses 141

Total de gras 15,7 g

Matière saturée 2.2g

Cholestérol 0 mg

Sodium 701 mg

Potassium 488mg

Glucides totaux 16,6 g

Fibre alimentaire 3,1 g

Sucre 5,1 g

Protéines 3,0 g

Vitamine A 48% • Vitamine C 559% • Calcium 4% • Fer 7%

32. Smoothie à la carotte, au gingembre et au curcuma

Nous savons que le curcuma et le gingembre diminuent le risque de formation de polypes du côlon grâce à leur ingrédient principal, la curcumine, un antioxydant puissant.

Ingrédients:

2 tasses de carottes

1 grande banane

½ càs de gingembre

¼ càc de curcuma en poudre

1 tasse de lait d'amande

3 glaçons

Préparation:

Mettre tous les ingrédients dans un mixeur. Servir frais.

Poids de la portion 300g

Apport nutritionnel par portion:

Calories 387

Calories venant des graisses 260

Total de gras 28.9g

Graisse saturée 25,5 g

Graisse trans 0,0g

Cholestérol 0 mg

Sodium 95 mg

Potassium 936mg

Glucides totaux 34,1 g

Fibre alimentaire 7,3 g

Sucres 17.8g

Protéines 4,5 g

Vitamine A 368% • Vitamine C 27% • Calcium 6% • Fer 15%

33.   Soupe au chou

Le Sinigrine dans le chou contient de l'allyl-isothiocyanate, ou l'AIC a montré des propriétés anti préservation du cancer dans l'abaissement du risque de cancer de la vessie, de la prostate et du colon. Il est également très riche en fibres, ce qui permet de gérer le taux de cholestérol.

Ingrédients:

1 chou découpé

5 carottes découpées

1 tasse d'oignon découpée

2 conserves de tomates pelées

5 tasses de bouillon de bœuf

1 ½ tasse d'haricots verts découpés

1 ½ tasse de jus de tomate

2 poivrons verts découpés en dés

10 branches de céleri découpées

Préparation:

Dans une mijoteuse, mélanger le chou, les carottes, les oignons, les tomates, les haricots verts, les poivrons et le céleri. Ajouter le jus de tomate et le bouillon de bœuf. Verser suffisamment d'eau pour couvrir les légumes. Laisser mijoter jusqu'à ce que les légumes soient tendres ou pendant 10 à 15 minutes. Savourer chaud!

Poids de la portion 252g

Apport nutritionnel par portion:

Calories 47

Calories venant des graisses 4

Total de gras 0.4g

Graisse trans 0,0g

Cholestérol 0 mg

Sodium 526 mg

Potassium 386mg

Glucides totaux 9,2 g

Fibre alimentaire 2,3g

Sucre 5.0g

Protéines 2,7 g

Vitamine A 125% • Vitamine C 98% • Calcium 4% • Fer 4%

34. Barre aux pruneaux

Les pruneaux peuvent réduire le risque de cancer du côlon en construisant des bactéries intestinales utiles appelées Bacteroidetes et Firmicutes. Ce sont également une grande source de potassium, de fibres, de phyto-chimiques et d'antioxydants, des agents qui contribuent tous à réduire le risque de maladie chronique.

Ingrédients:

½ tasse de pruneaux dénoyautés

1 tasse de raisins découpés

1 tasse d'eau

1 demi-tasse de beurre

2 œufs

1 càc d'extrait de vanille

½ tasse de noix découpées

1 tasse de farine

1 càc de bicarbonate de soude

¼ càc de sel

1 càs d'huile d'olive

Préparation:

Préchauffer le four à 160°C.

Dans une petite poêle chauffée à feu doux, mélanger tous les ingrédients. Remuer jusqu'à obtenir un mélange homogène (pendant environ 10 minutes). Laisser refroidir. Verser le mélange de pruneaux dans un moule carré graissé. Cuire au four pendant 35 minutes. Laisser refroidir avant de découper.

Poids de la portion 164g

Apport nutritionnel par portion:

Calories 433

Calories venant des graisses 211

Total de gras 23.4g

Graisse saturée 12,7 g

Cholestérol 114mg

Sodium 529mg

Potassium 399 mg

Glucides totaux 53,2 g

Fibre alimentaire 3,0 g

Sucre 24,0g

Protéines 6,2 g

Vitamine A 16% • Vitamine C 1% • Calcium 4% • Fer 12%

35.   Ragoût de légumes

Des études montrent que consommer des légumes permet de réduire le risque de cancer colorectal. Les légumes contiennent des isoflavones, des protéines alimentaires, de la vitamine E, de la vitamine B, des lignanes et du sélénium qui peuvent avoir des effets potentiellement préventifs contre le cancer.

Ingrédients:

1 tasse de lentilles rouges, lavées

2 càs d'oignon découpé

1 càs d'huile d'olive

1 càs d'ail écrasé

2 branches de céleri

1 càc de cumin en poudre

1 feuille de laurier

1 branche de thym frais

3 ½ tasses de bouillon de poulet sans sodium

3 tasses d'eau

2 càs de persil

1 càc de sel

½ càc de poivre

Préparation:

Dans une mijoteuse chauffée à feu moyen, faire cuire l'oignon dans de l'huile d'olive. Remuer de temps en temps pendant environ 8 minutes.

Ajouter l'ail, le cumin, le thym, le laurier. Laisser cuire pendant une minute. Ajouter ensuite le bouillon, les lentilles, l'eau, le sel et le poivre. Réduire à feu doux et laisser mijoter en remuant de temps en temps pendant environ 45 minutes.

Retirer la feuille de laurier et le thym de la soupe. Mixer deux tasses la soupe dans un robot culinaire et reverser dans la mijoteuse. Incorporer le persil. Garnir de sel. Déguster chaud !

Poids de la portion 459g

Apport nutritionnel par portion:

Calories 243

Calories venant des graisses 49

Total de gras 5,4 g

Graisse saturée 0,9 g

Graisse trans 0,0g

Cholestérol 0 mg

Sodium 1267mg

Potassium 702mg

Glucides totaux 31,6 g

Fibre alimentaire 15,1 g

Sucres 2.0g

Protéines 17,1 g

Vitamine A 4% • Vitamine C 10% • Calcium 6% • Fer 26%

36. Sandwich à la salade et à la sardine

Les poissons gras comme les sardines peuvent réduire le risque de cancer du côlon grâce aux acides gras omégas 3 et à la vitamine D qu'ils contiennent.

Ingrédients:

2 tranches de pain complet

¼ tasse de sardines à l'huile

½ branche de céleri

1 petite tomate découpée finement

1 feuille de laitue

10g de germes de luzerne

1 càs d'oignon

1 càs de mayonnaise

½ càs d'aneth

½ càs de jus de citron

½ càs de moutarde

Sel et poivre

Préparation:

Dans un bol, mélanger tous les ingrédients, à l'exception de la laitue, de la tomate et des germes de luzerne. Mettre le tout entre les deux tranches de pain.

Poids de la portion 154g

Apport nutritionnel par portion:

Calories 114

Calories venant des graisses 62

Total de gras 6.9g

Graisse saturée 0,9 g

Graisse trans 0,0g

Cholestérol 4mg

Sodium 122 mg

Potassium 369mg

Glucides totaux 11,6 g

Fibre alimentaire 2,7 g

Sucre 4.5g

Protéines 3,3 g

Vitamine A 19% • Vitamine C 32% • Calcium 8% • Fer 11%

37. Poulet aux pois chiches et aux champignons

Les pois chiches peuvent réduire le risque de cancer du côlon car ils contiennent des fibres qui peuvent être métabolisées par des bactéries dans le côlon et qui produisent de grandes quantités d'acides gras à chaîne courte. Ces acides gras fournissent du carburant aux cellules qui bordent la paroi intestinale.

Ingrédients:

2 blancs de poulet cuits, découpés en lamelles

1 conserve de pois chiches, lavés et égouttés

1 càs d'huile d'olive

225g de champignons découpés

1 càs d'ail écrasé

1 càc de thym séché

Sel et poivre

¼ tasse de vin blanc

1 càs de beurre non salé

Préparation:

Dans une poêle moyenne à feu moyen, faire revenir l'ail, les champignons et le thym dans de l'huile d'olive pendant 5 minutes. Ajouter les tranches de poulet, les pois chiches, le sel et le poivre et laisser cuire pendant environ 5-6 minutes. Verser le vin blanc et laisser cuire pendant environ 2-3 minutes. Incorporer le beurre. Mélanger et servir.

Poids de la portion 174g

Apport nutritionnel par portion:

Calories 611

Calories venant des graisses 154

Total de gras 17.1g

Mousse Saturée 4.0g

Cholestérol 10mg

Sodium 63 mg

Potassium 1275mg

Glucides totaux 87,7 g

Fibre alimentaire 24,9 g

Sucre 15,4g

Protéines 27,6 g

Vitamine A 5% • Vitamine C 11% • Calcium 16% • Fer 52%

38.   Smoothie boostant le système immunitaire

Les oranges contiennent des quantités importantes de limonène dans la peau et des quantités plus petites dans la pulpe. Le limonène stimule le système antioxydant qui aide à prévenir le cancer avant qu'il ne commence. Le limonène arrête également toute croissance cellulaire anormale.

Ingrédients:

2 oranges épluchées et découpées

2 tasses de chou vert

½ càc de curcuma en poudre

2 càs de miel

1 tasse de lait faible en matières grasses

1 carotte

Préparation:

Mettre tous les ingrédients dans un mixeur. Bien mixer puis verser dans des verres et déguster !

Poids de la portion 428g

Apport nutritionnel par portion:

Calories 234

Calories venant des graisses 14

Total de gras 1.5g

Graisse saturée 0,8 g

Graisse trans 0,0g

Cholestérol 6mg

Sodium 88 mg

Potassium 757 mg

Glucides totaux 52,4 g

Fibre alimentaire 7,1 g

Sucre 44.5g

Protéines 7.1g

Vitamine A 116% • Vitamine C 209% • Calcium 26% • Fer 5%

LES AUTRES OUVRAGES DE CET AUTEUR

70 recettes de plat pour prévenir et éliminer le surpoids : Perdez vite du poids grâce à des régimes amaigrissants et une nutrition intelligente

Par

Joe Correa CSN

48 recettes pour lutter contre les problèmes d'acné : La cure qui permet d'éliminer les problèmes d'acné en moins de 10 jours !

Par

Joe Correa CSN

41 recettes pour prévenir la maladie d'Alzheimer : Diminuer ou éllminer vos symptômes d'Alzheimer en à peine 30 jours !

Par

Joe Correa CSN

70 recettes de plats efficaces contre le cancer du sein : Prévenir et lutter contre le cancer du sein avec une nutrition intelligente et des aliments puissants

Par

Joe Correa CSN

www.ingramcontent.com/pod-product-compliance
Lightning Source LLC
Chambersburg PA
CBHW030257030426
42336CB00009B/420